PUBLICATIONS DU JOURNAL DES SCIENCES MÉDICALES DE LILLE.

MÉMOIRE

SUR UN CAS DE

FISTULE BILIAIRE BRONCHO-HÉPATIQUE

CONSÉCUTIVE

A L'OUVERTURE D'UN ABCÈS DU FOIE DANS LES BRONCHES,

Par le Docteur V. FAUCON,

Chef de clinique chirurgicale à la Faculté libre de médecine de Lille.

PARIS,

LIBRAIRIE J.-B. BAILLIERE ET FILS,

19, RUE HAUTEFEUILLE, 19

(près du boulevard Saint-Germain).

1880.

PUBLICATIONS DU JOURNAL DES SCIENCES MÉDICALES DE LILLE.

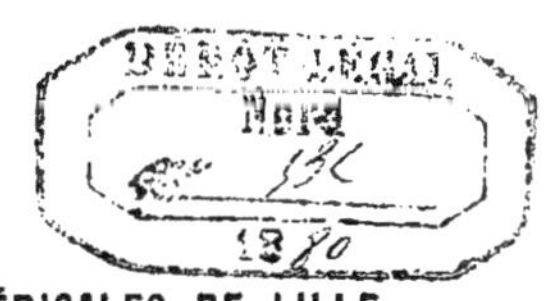

MÉMOIRE

SUR UN CAS DE

FISTULE BILIAIRE BRONCHO-HÉPATIQUE

CONSÉCUTIVE

A L'OUVERTURE D'UN ABCÈS DU FOIE DANS LES BRONCHES,

Par le Docteur V. FAUCON,

Chef de clinique chirurgicale à la Faculté libre de médecine de Lille.

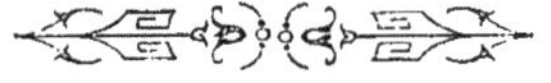

PARIS,

LIBRAIRIE J.-B. BAILLIERE ET FILS,

19, RUE HAUTEFEUILLE, 19

(près du boulevard Saint-Germain).

1880

MÉMOIRE

SUR UN

CAS DE FISTULE BILIAIRE BRONCHO-HÉPATIQUE

CONSÉCUTIVE A L'OUVERTURE

D'UN ABCÈS DU FOIE DANS LES BRONCHES.

La communication que j'ai l'honneur d'adresser à la Société des Sciences Médicales de Lille a trait à un cas de fistule biliaire, consécutive à l'ouverture d'un abcès du foie dans les bronches.

M. Laboulbène [1] en **1875** avait proposé de donner à ce genre de fistules biliaires, non encore décrites jusque-là en raison de leur rareté, le nom de fistules *hépato-bronchiques*, ou *broncho-hépatiques*.

Cette variété était cependant déjà connue. Jules Pelletan [2], en 1840, en avait relaté un fait auquel il avait donné le nom de fistule *broncho-pleuro-hépatique*.

---

[1] Laboulbène. — Mémoire sur une espèce de fistule biliaire, non encore décrite, et qu'on peut appeler hépato-bronchique ou broncho-hépatique; lu à la Société médicale des hôpitaux, 13 août 1875.

[2] *Journal des connaissances médico-chirurgicales*, par les Docteurs Gouraud Lebaudy et Trousseau. 8e année, 1840, 2e semestre, p. 214.

Les autres cas que j'ai rencontrés et qui, ajoutés aux deux rapportés par M. Laboulbène, portent à six le nombre d'observations publiées jusqu'à ce jour, y compris celle qui fait l'objet de ce mémoire, sont dus, l'un à M. A. Desprès (¹), chirurgien de l'hôpital Cochin, l'autre à M. le docteur H. Rendu (²).

Dans la discussion qui suivit la communication de M. Laboulbène, M. C Paul (³) rapporta l'histoire d'une jeune fille phthisique, tout à fait cachectique, qui expectorait à chaque instant une grande quantité de liquide spumeux, complètement vert, et paraissant être de la bile à peu près pure.

M. Ferréol (⁴) dit avoir observé également deux cas de fistule broncho-hépatique. Les malades crachaient de la bile pure ; l'un d'eux a guéri.

M. Potain (⁵) cita un cas analogue. Son malade expectorait un liquide biliaire contenant des débris d'hydatides.

J'ignore si ces derniers faits ont été publiés ; les recherches auxquelles je me suis livré à ce point de vue ne me les ont pas fait découvrir.

OBSERVATION I (Cas de J. Pelletan).

Pas de renseignements sur l'étiologie.— Indication sommaire de la nature de l'expectoration pendant la vie.— Présentation de pièces ana-

---

(1) *Gazette des hôpitaux*, 2 oct. 1875. Fistule hépato-bronchique.

(2) *Progrès médical*, 1874, p. 592. Kyste hydatique du foie, communiquant avec le duodénum, et s'étant fait jour par le poumon en déterminant une gangrène pulmonaire et une hémoptysie foudroyante.

(3) Société médicale des hôpitaux. — Séance du 13 août 1875.

(4) Ibid.

(5) Ibid.

tomiques suivie de quelques réflexions au point de vue anatomo-
pathologique.

OBSERVATION II (Cas de M. Laboulbène).

Pas de renseignements sur l'affection qui a donné naissance à cette
fistule. — Réflexions de l'auteur sur l'étiologie probable. — Considérations sur la symptomatologie et la terminaison. — Rien au point
de vue anatomo-pathologique.

OBSERVATION III (Cas de MM. Barth et Roger [1]).

Pas de renseignements sur l'étiologie. — Quelques considérations
sur la signification pathologique du râle caverneux et du gargouillement pouvant être exceptionnellement l'indice d'un abcès du foie,
largement ouvert dans les conduits aériens. — Confirmation du
diagnostic par l'autopsie. — Aucune réflexion au point de vue anatomo-pathologique.

OBSERVATION IV (Cas de M. Desprès).

Étiologie : Kyste hydatique du foie ponctionné et considéré comme
guéri. — Pas de renseignements sur les phénomènes qui ont accompagné la formation de la fistule. — Oblitération brusque de celle-ci,
suivie d'une augmentation de volume du foie, laquelle s'est terminée
par suppuration. — Ouverture de l'abcès. — Guérison sans réappa-
rition de la fistule.

OBSERVATION V (Cas de M. H. Rendu).

Kyste hydatique du foie suppuré s'étant ouvert dans la plèvre. —
Pleurésie purulente circonscrite qui, à son tour, s'ouvre dans les
bronches. — Mort. — Considérations sur les phénomènes qui s'étaient

---

(1) Barth et H. Roger. *Traité pratique d'auscultation*, etc. In-12, 1874, 8ᵉ
édit., p 173-174, note 1.

manifestés durant la vie du côté des organes thoraciques. — Exposé des désordres anatomo-pathologiques.

Les réflexions qui accompagnent la relation de ces cinq observations, dont je viens de donner un exposé sommaire, montrent que l'histoire des fistules broncho-hépatiques est à peine ébauchée et qu'elle présente encore de nombreuses lacunes que l'étude de faits ultérieurs pourra seule combler.

L'observation du cas que je relate ici, a été recueillie par MM. Rome et Martin, internes du service de clinique chirurgicale. Elle est précédée d'un exposé succinct des phénomènes qui se sont déroulés avant la formation de la fistule, exposé que je dois à l'obligeance de M. le professeur Desplats, dans le service duquel le malade avait séjourné pendant environ deux mois.

Edouard D..., âgé de 7 ans 1/2, entre à l'hôpital Ste-Eugénie le 29 mai 1879. Cet enfant, qui était resté à la campagne jusqu'à l'âge de 7 ans et quelques mois chez sa nourrice, n'avait été repris par ses parents que depuis 3 ou 4 mois, de sorte que la personne qui le conduisit à l'hôpital ne put donner de renseignements sur ses antécédents.

Il se plaignait depuis quelques semaines de douleurs dans le ventre, de fièvre et de perte d'appétit. Il avait maigri.

Le 30, on constata que le ventre était ballonné, le foie gros et douloureux et qu'il y avait de la fièvre. Prescription : Calomel 0,20 centigr., régime lacté, lavement si besoin.

3 juin. Les symptômes ne s'étaient pas amendés et la fièvre persistait avec un caractère rémittent. — L'appétit était nul. 30 grammes de sirop de quinquina. — Sulfate de quinine 0,40 centigr.

6. Le foie était de plus en plus douloureux et volumineux. 4 ventouses scarifiées. — Frictions avec onguent mercuriel. — Cataplasmes.

8. Sulfate de quinine 0,50 centigr.

12. Suppression du sulfate de quinine qui semble ne pas agir. Continuation de la médication précédemment indiquée.

21. La tumeur formée par le foie étant devenue manifestement fluctuante et l'état du petit malade étant très grave, ponction aspiratrice au niveau de l'épigastre et issue de 130 gr· de pus de bonne nature.

Pendant les jours suivants les symptômes s'amendent.

27. La poche s'étant de nouveau remplie, nouvelle ponction qui ne donne issue à aucun liquide.

3 juillet. Application d'un cautère au niveau du point où avait été faite la ponction.

12. On constatait que la tumeur formée par le foie avait notablement diminué.

Etait-ce l'effet du cautère ?

20. La fièvre et l'anorexie avaient reparu ; la poche était de nouveau tendue. On applique un nouveau cautère dans le voisinage et un peu en dehors du premier.

23. L'enfant toussait beaucoup ; *mais l'auscultation pratiquée avec le plus grand soin ne révéla aucune complication du côté de la poitrine.*

25. L'état du malade était des plus graves. La toux était très forte et les parents, désespérant de le voir guérir, le reprenaient malgré mon avis.

J'ai essayé de continuer cette histoire, brusquement interrompue par le départ du petit malade, et voici quels sont les renseignements que j'ai pu recueillir auprès de ses parents.

Quelques jours après sa sortie de l'hôpital, cet enfant fut pris de vomissements qui, au dire de la mère, ne présentaient pas de caractères particuliers. Ces vomissements se répétaient cinq à six fois le jour et apparaissaient en général vingt à vingt-cinq minutes après l'ingestion des aliments. En même temps se déclara une diarrhée qui également ne présentait rien de particulier. La toux persistait toujours aussi fréquente et aussi pénible, mais *n'était accompagnée d'aucune expectoration*.

L'enfant ne pouvait rester couché ni sur le côté, ni sur le dos ; il se levait fréquemment et changeait continuellement de place , allant d'un lit à un autre dans l'espoir de trouver du soulagement; il ne se trouvait bien que quand il était assis dans un fauteuil et soutenu par des oreillers; les accès de toux qu'il redoutait essentiellement étaient dans cette position moins fréquents et beaucoup moins prononcés.

Ce ne fut qu'au bout de trois semaines environ qu'il commença à cracher *petit à petit*, me disait la mère, et toujours après de violents accès de toux.

Les crachats dès le début présentèrent différents caractères. Tantôt ils étaient d'un rouge brique foncé, analogues à de la boue sanglante, tantôt ils étaient jaunâtres et épais, tantôt ils devénaient verdâtres; ils répandaient une odeur insupportable dont le malade lui-même était incommodé.

Cet état de choses dura environ trois semaines après lesquelles les crachats prirent un autre caractère. A cette époque (**10** sept^bre environ) ils devinrent d'un vert foncé, beaucoup moins odorants et moins abondants; la toux devint également moins fréquente.

La diarrhée persistait toujours , mais à partir de ce moment les matières rendues devinrent tout à fait blanches. Pas d'ictère. Je n'ai pu savoir si les urines et la langue présentaient une coloration particulière ; l'enfant accusait une amertume profonde de la bouche.

Vers la fin de septembre, les accès de toux avaient beaucoup diminué d'intensité; les vomissements avaient cessé ainsi que la diarrhée ; les selles étaient toujours décolorées , mais moins cependant. L'amaigrissement s'était de plus en plus accentué malgré le retour de l'appétit.

Au commencement d'octobre, le petit malade rentre à l'hôpital , voici dans quel état nous le trouvons :

Figure pâle et décolorée , teint cachectique, pas d'ictère. Cet enfant a l'aspect d'un petit vieillard ; il est tellement amaigri qu'il ne lui reste plus que la peau sur les os, il marche avec peine.

Plus de diarrhée, selles décolorées et graisseuses , appétit exagéré.

Expectoration après de violentes quintes de toux d'un liquide jaunâtre ; mêlé de mucosités aérées. Parfois ce liquide est rejeté par un effort de vomissement.

Examen de la poitrine. — Inspection et palpation : rien de particulier.

A la percussion on constate une sonorité normale dans tout le thorax.

A l'auscultation on trouve des signes de bronchite généralisée. Râles sous-crépitants fins et gros , muqueux et ronflants dans les 2/3 inférieurs, plus nombreux à la base droite. Pas de signes de tuberculose.

Examen de l'abdomen. — Le ventre est développé, le foie est augmenté de volume , la palpation et la percussion sont assez douloureuses.

Rien du côté des urines dont la quantité est normale.
La langue présente une coloration jaunâtre peu prononcée.

★

Prescription: Vin de malaga, sirop d'iodure de fer. Julep diacodé.

Ces mêmes phénomènes furent constatés pendant une dizaine de jours, au bout desquels l'expectoration cessa brusquement du jour au lendemain. —A partir de cette époque, les quintes de toux dis-parurent progressivement, l'enfant récupéra des forces avec rapi-dité et reprit de l'embonpoint.

Il sortait le **21** décembre complètement guéri, sans que jamais l'expectoration de bile ait reparu.

Voici les details fournis le jour de sa sortie, par l'examen de l'abdomen : Immédiatement en dehors de la ligne blanche, à trois centimètres de l'appendice xiphoïde, au niveau de la portion droite de l'épigastre, on trouve une cicatrice ovalaire de 3 cent. 1/2 de diamètre transversal et de 2 cent. 1/2 de diamètre longitudinal.

Cette cicatrice est soulevée dans ses 3/4 inféro-internes par une tumeur qui soulève également, dans une étendue de **1** centimètre, la peau qui environne la cicatrice. Cette tumeur est facilement ré-ductible et quand elle a été réduite avec le doigt, on constate pro-fondément un orifice anormal dans lequel on peut engager l'ex-trémité de l'index, et dont on sent surtout à la partie inférieure le contour fibreux. Quand on fait tousser le malade, on voit saillir sous la peau une tumeur cylindrique de **4** centimètres de long qui n'est que l'exagération de la tumeur habituelle, et qui est due à la projection sous la peau par l'orifice fibreux dont nous avons parlé d'un viscère abdominal. La rentrée et la sortie de ce viscère se font généralement sans gargouillement. Dans certains efforts cependant il est possible d'entendre ce dernier. La percussion y dénote une sonorité identique à celle que l'on constate au-dessous de l'appen-dice xiphoïde. La cicatrice est adhérente en un point aux parties profondes

A 6 millimètres de la première cicatrice, en dehors d'elle, s'en trouve une autre de 3 centimètres de diamètre transversal et de 2 centimètres de diamètre longitudinal, de même aspect que la première.

Au point de vue des adhérences avec les parties profondes, la 1re cicatrice adhère profondément dans son 1/4 supéro-externe ; elle est mobile sur les couches profondes dans le reste de son étendue, et c'est au niveau de cette dernière partie que se trouve l'orifice de communication de la hernie.

Lorsqu'on fait tousser l'enfant, les parties de la cicatrice non adhérentes se soulèvent, tandis que les autres semblent s'enfoncer profondément.

La percussion du foie donne les résultats suivants :

Matité à partir de la 7e côte droite, suivant cette côte dans tout son trajet jusqu'à la ligne axillaire du côté droit.

En bas , la matité est limitée par une ligne transversale menée de l'ombilic et rejoignant sur le côté droit la ligne axillaire.

En dedans, elle est limitée par une ligne verticale passant par la cicatrice la plus voisine de l'appendice xiphoïde.

Le ventre mesure 67 centimètres de circonférence.

Etat actuel (3 juin 1880). — L'expectoration bilieuse n'a pas reparu. Le foie a encore diminué de volume. Pas de douleurs spontanées ni provoquées par la percussion.— Matité à partir de 3 centres au-dessous du mamelon et descendant jusqu'à 5 centimètres au-dessous du rebord des fausses-côtes. — En dehors cette matité commence au niveau de la ligne axillaire et s'étend jusqu'à 2 centimètres de l'appendice xiphoïde. — La cicatrice par laquelle se fait la hernie est entièrement située en dedans du lobe gauche du foie. — Quand on fait tousser l'enfant, on voit saillir dans son

1/4 inféro-interne une petite tumeur, réductible, oblongue, bilobée, du volume d'une forte plume d'oie et dirigée presque verticalement.

———

Malgré les nombreuses lacunes qu'elle renferme, cette observation me paraît cependant intéressante à différents égards.

Au point de vue de l'origine des fistules broncho-hépatiques les hypothèses peuvent être très nombreuses.

Tantôt, comme dans les cas de MM. Potain, Desprès et Rendu, la fistule est consécutive à l'ouverture d'un kyste hydatique dans les bronches.

Tantôt, ainsi que paraît disposé à l'admettre M. Laboulbène dans l'observation qui lui est propre, elle pourrait être due à une perforation subite d'un conduit biliaire et communiquer avec le foie par un pertuis fistuleux diaphragmatique et pleuro-bronchique.

En d'autres circonstances, la fistule ne pourrait-elle pas être consécutive à l'ouverture dans la cavité pleurale d'abord et dans le poumon ensuite, après adhérences préalables, de certains épanchements de bile situés à la surface convexe du foie, épanchements dont Archambault [1], Bercioux [2] et Monneret [3], ont cité des exemples, l'un dans un cas de cholécystite ulcéreuse ; l'autre dans une observation de phlegmasie calculeuse avec perforation de la vésicule biliaire ; le troisième dans un cas où la perforation des

---

(1) *Bulletins de la Société anatomique*, t. XXVII, p. 90. 1852.

(2) Ibid, 2e série, t. II, p. 178. 32e année, 1857.

(3) *Traité élémentaire de pathologie interne*, t. I, p. 662.

voies biliaires s'était établie à l'extrémité énormément amplifiée d'un conduit hépatique?

Enfin ces fistules sont quelquefois consécutives à l'ouverture d'un abcès du foie dans les bronches.

Dans l'observation relatée plus haut, l'origine de la fistule ne me paraît nullement douteuse. En effet, cet enfant, au moment de son entrée à l'hôpital au mois de mai 1879, présentait tous les symptômes d'une hépatite suppurée, s'accompagnant de fièvre, perte d'appétit, amaigrissement, avec augmentation de volume du foie qui était douloureux à la palpation et à la percussion et au niveau duquel, à un moment donné, on constata une fluctuation manifeste. L'issue de 130 grammes d'une pus de bonne nature écarte toute idée de kyste hydatique suppuré; aussi, je crois pouvoir conclure que, dans le cas actuel, ce malade était atteint d'une hépatite suppurée qui s'est ouverte dans le poumon.

Quel est le mécanisme qui a présidé à la formation de la fistule?

Tantôt dans le cas d'abcès du foie ou de kystes hydatiques suppurés, le pus fait irruption dans la cavité pleurale et revêt tous les caractères d'un empyème qui peut se terminer soit par la mort, soit par vomique avec ou sans pyo-pneumo-thorax.

Tantôt il peut, comme dans les cas de Pelletan et de M. H. Rendu, se déclarer une pleurésie purulente circonscrite qui plus tard communique avec le poumon.

Tantôt enfin l'abcès peut s'ouvrir d'emblée dans le parenchyme pulmonaire.

Au moment où le malade quitta la salle de M. Desplats, les signes perçus par l'examen du poumon étaient très nets et très précis « *l'enfant toussait beaucoup, mais l'auscultation pratiquée avec le plus grand soin ne révéla aucune complication du côté de la poitrine.* »

Ces phénomènes intenses qui se sont manifestés du côté de l'appareil respiratoire et dont les résultats négatifs de l'auscultation ne peuvent donner l'explication, sont susceptibles, je pense, d'une interprétation rationnelle. Les renseignements recueillis auprès de la mère du petit patient et que j'ai consignés dans le cours de l'observation, me seront ici d'une grande utilité. Aussi, en l'absence de vomique ; en présence de l'exacerbation des phénomènes généraux et respiratoires ; en raison des caractères de l'expectoration au début et du temps au bout duquel elle apparut, je crois pouvoir admettre que l'inflammation primitive de la glande hépatique, ayant d'abord déterminé des adhérences entre celle-ci et le diaphragme, s'est propagée petit à petit à travers ce muscle, a envahi la plèvre qui tapisse la face supérieure de ce dernier, a déterminé là, en un mot, une pleurésie diaphragmatique plus ou moins généralisée. Cette dernière à son tour a gagné la séreuse pulmonaire et ce ne fut qu'en dernier lieu que le travail ulcératif gagna le poumon sans épanchement primitif dans la cavité pleurale.

Quoi qu'il en soit, deux mois et demi après sa sortie de l'hôpital, cet enfant rentre dans les salles de chirurgie en proie à des accès de toux suivis d'une expectoration verdâtre, non purulente, mêlée de mucosités aérées, présentant enfin tous les caractères de la bile.

L'examen microscopique et la recherche des éléments de ce liquide au moyen des réactifs chimiques n'ont pas été pratiqués dans les quelques jours qui ont précédé la disparition subite de l'expectoration ; mais en présence des indications fournies par l'examen des selles et des caractères physiques de la matière expectorée, je n'hésite pas à conclure que nous avions de la bile sous les yeux ; qu'il existait une communication directe entre le foie et les bronches; qu'il s'agissait, en un mot, d'une fistule broncho-hépatique.

Le travail de la nature que je n'ai pu saisir sur le fait, puisque je n'ai pu trouver aucune autopsie pour éclairer la question, est un double travail. Il consiste, d'une part, dans la cicatrisation du foyer de l'abcès, et d'autre part, dans l'établissement d'une communication permanente, ou du moins prolongée, entre les conduits biliaires et les bronches; car, dans ce cas, ce n'est qu'au bout d'un certain temps que l'expectoration est constituée par de la bile pure ou mélangée à de simples mucosités sans pus.

L'expectoration de la bile est le symptôme caractéristique de cette variété de fistule; elle peut débuter de différentes manières. Tantôt, comme dans les cas de Laboulbène et de Després, le malade expectore de prime-abord de la bile pure qui est rendu sous forme d'un liquide vert jaunâtre, non spumeux, sans mauvaise odeur, et au milieu duquel on voit nager quelques crachats muqueux non teintés de vert. Tantôt, au contraire, suivant la nature de l'affection qui a donné naissance à la fistule et des altérations anatomiques qui ont accompagné sa formation, les crachats présentent des caractères particuliers, susceptibles de se modifier plus ou moins rapidement : c'est ainsi que le malade de M. Potain expectorait un liquide biliaire dans lequel nageaient des débris d'hydatides. Dans le cas cité par H. Rendu, l'expectoration, « d'abord puriforme, » devint grisâtre, excessivement fétide et manifestement gangré- » neuse pendant quarante-huit heures; puis à ces crachats gan- » gréneux vinrent se joindre des matières biliaires en petite pro- » portion d'abord, ensuite de plus en plus abondantes. A partir » du 8 avril, les crachats furent exclusivement formés de bile » jaunâtre, tout en gardant une odeur de sphacèle caractéristique » et une horrible amertume pour le malade. »

Dans le cas qui nous est propre, les crachats présentèrent également au début des caractères différents. Tantôt ils avaient une couleur rouge brique foncée analogue à la coloration du pus des abcès du foie; tantôt ils étaient blanchâtres et plus ou moins épais; tantôt, au contraire, ils étaient verdâtres, et ce ne fut qu'au bout de trois semaines qu'ils revêtirent les caractères que nous leur avons trouvés lors de l'entrée du malade à l'hôpital.

Le plus généralement, l'expectoration succède à des accès de toux et se fait quelquefois avec une telle abondance qu'elle ressemble à une vomique.

Si l'on applique l'oreille sur la poitrine d'un malade affecté de fistule broncho-hépatique, les phénomènes varient selon qu'on l'ausculte avant ou après un accès de toux. Dans le premier cas, on constate dans le poumon droit, et spécialement à sa base, dans un point généralement assez bien limité, l'existence de râles nombreux, tantôt fins et secs, tantôt à grosses ou à moyennes bulles, suivant la plus ou moins grande quantité du liquide qui obstrue les bronches ; au contraire, si l'auscultation est pratiquée après une quinte de toux, alors que les divisions bronchiques sont devenues libres, les phénomènes fournis par l'auscultation peuvent être à peu près négatifs, c'est à peine si l'on trouve quelques râles disséminés dans le poumon. Enfin, dans certaines circonstances, l'accumulation du liquide à la base du poumon peut donner naissance à du râle caverneux et à du gargouillement, ainsi que l'ont observé Rendu, Barth et Roger chez les malades qui furent soumis à leur observation.

On voit parfois exister en même temps des douleurs dans la poitrine, de l'oppression, de la dyspnée pouvant aller jusqu'à l'orthopnée ; phénomènes dont l'intensité persiste plus ou moins longtemps et qui, en certains cas, peuvent disparaître totalement ou en partie aussitôt que le liquide est expectoré.

La langue présente quelquefois une coloration jaune plus ou moins prononcée. Le malade de M. Laboulbène avait une langue ocreuse comme si on l'avait badigeonnée avec de la teinture d'iode. En même temps surviennent des vomissements et de la diarrhée s'accompagnant d'un amaigrissement considérable ; dans ces cas, le malade dépérit petit à petit. Les selles sont décolorées et prennent un aspect graisseux, les urines peuvent présenter en certains cas une coloration ictérique et diminuer de quantité.

L'étude des lésions anatomo-pathologiques qu'entraîne à sa suite la formation d'une fistule broncho-hépatique est peu connue en raison du petit nombre de cas dans lesquels l'autopsie a été pratiquée. Les quelques renseignements que j'ai recueillis à ce sujet montrent que les désordres varient suivant que la fistule est de date récente ou ancienne. Je reproduis ici les résultats nécroscopiques consignés par H. Rendu. Comme la mort est survenue subitement, peu de temps après l'apparition de la fistule, il a été facile de constater les désordres qui accompagnèrent cette dernière au moment de sa formation ; elle était dans ce cas consécutive à l'ouverture d'un kyste hydatique du foie dans le poumon.

« Le foie présente une forme particulière, son lobe droit est
» très atrophié ; son lobe gauche, au contraire, est considérable-
» ment augmenté de volume. Immédiatement au-dessus de la
» vésicule biliaire, à la partie postérieure du lobe droit, se voit
» une poche ramollie, fluctuante, qui paraît être un abcès. Elle a
» le volume d'une petite orange ; située au bord postérieur du foie,
» elle se trouve immédiatement contigue au diaphragme par sa
» face supérieure. Elle est en partie remplie par du pus mêlé
» de bile.

» Au milieu de ces détritus se voit une coque d'un jaune d'ocre
» foncé, cassante, en partie brisée et recroquevillée sur elle-même,

» du volume d'une grosse noix. Cette coque est évidemment le
» reste d'un ancien kyste hydatique. A la partie postérieure et
» supérieure de cette cavité, se remarque un pertuis de la largeur
» d'une plume d'oie, irrégulier, par lequel on pénètre dans le lobe
» inférieur du poumon droit. Celui-ci présente des altérations
» considérables.

» En sectionnant le lobe inférieur du poumon, le long du bord
» axillaire, on tombe sur une masse infiltrée, homogène, de consis-
» tance gélatineuse, d'une coloration semblable depuis le rouge
» sombre et le noir jusqu'au jaune orange, disposée par bandes
» irrégulières, se pénétrant les unes les autres. Cette masse est
» constituée par la trame pulmonaire hépatisée et fortement im-
» prégnée de bile. Sur ce fond se détachent des caillots sanguins
» volumineux (résultats de l'hémoptysie à laquelle avait succombé
» le malade), de date récente, infiltrant les points où le paren-
» chyme pulmonaire était moins résistant.

» En suivant la circonscription de ces caillots, on ne tarde pas
» à rencontrer une excavation gangréneuse très anfractueuse, con-
» tenant des débris de poumon. Le tout est imprégné de bile et
» répand une odeur infecte. Cette caverne communique en effet
» par un trajet fistuleux très étroit et tortueux avec l'ouverture de
» la poche kystique.

» Tout autour du foyer gangréneux du poumon se voit jusqu'au
» lobe moyen, une infiltration gélatiniforme, une sorte de pneu-
» monie colloïde du parenchyme pulmonaire (1). »

Il serait curieux également de voir ce que devient le tissu
hépatique et pulmonaire chez un individu atteint de fistule broncho-

---

(1) *Loco cit.*, p. 608.

hépatique de date ancienne. Une seule autopsie, celle de Pelletan, a été pratiquée dans ces conditions. Malheureusement les détails relatés dans l'observation sont très restreints. Voici ce que nous consignons à ce sujet : « A l'autopsie on a trouvé dans le lobe droit
» du foie, beaucoup moins développé que le gauche, un kyste qui
» a détruit toute l'épaisseur de ce lobe et le diaphragme. Il commu-
» niquait avec la plèvre qui forme une poche en cet endroit.
» La poche pleurale a refoulé et condensé la portion voisine du
» poumon et s'est ouvert à travers la substance de cet organe un
» conduit fistuleux qui arrive dans les bronches. C'est par cette
» voie que le liquide du kyste est arrivé dans les ramifications
» bronchiques et a été expectoré [1]. »

Le diagnostic des fistules broncho-hépatiques ne parait pas dans la majorité des cas devoir être difficile. Les caractères physiques du liquide expectoré sont généralement suffisants pour éclairer le praticien. En tout cas, l'examen microscopique des crachats et leur analyse au moyen des réactifs chimiques suffiront à lever tous les doutes.

Comparées aux autres variétés de fistules biliaires, les fistules brancho-hépatiques paraissent relativement moins graves. Leur existence cependant est toujours chose fâcheuse en raison des dangers qu'elles peuvent entraîner et du retentissement qu'elles peuvent avoir sur l'économie ; aussi le pronostic doit-il toujours être réservé. Leur terminaison du reste est variable. Dans le cas de M. Desprès, la disparition subite de l'expectoration fut suivie de la formation d'un abcès du foie. Ce malade guérit et la fistule ne reparut pas. Dans le cas de M. Laboulbène comme dans le mien, l'expectoration cessa brusquement.

---

[1] *Loco cit.*, p. 911.

Chez le premier malade elle n'avait pas reparu depuis trois mois. Chez cet enfant la guérison ne s'est pas démentie depuis sept mois et rien de particulier ne s'est manifesté du côté du foie. Qu'arrivera-t-il? Il peut assurément être considéré comme guéri, cependant il est à observer. Enfin d'autres cas se sont terminés par la mort. Le malade, dont l'histoire est rapportée par M. Rendu, succomba à une hémoptysie foudroyante; quant à la cause qui a déterminé la mort dans les cas de Pelletan et de M. Ferréol, je l'ignore, les détails manquent complètement à cet égard.

Le traitement des fistules broncho-hépatiques doit être purement médical; l'idée d'une intervention chirurgicale ne saurait se présenter à l'esprit. Cependant dans les cas d'abcès du foie ou de kyste hydatique suppuré, menaçant de s'ouvrir dans la plèvre ou le poumon, je crois le chirurgien autorisé à intervenir activement afin de donner issue au pus par une voie différente et de s'opposer ainsi à la formation possible de cette variété de fistule. Il est aisé de concevoir, en raison du rôle important que la bile joue dans les phénomènes de la digestion et de l'absorption, combien son absence influe d'une façon notable sur la nutrition du malade qui succombe généralement dans le marasme. Pour y remédier, le chef de service s'était proposé de faire administrer à cet enfant les pilules de fiel de bœuf. L'oblitération rapide de la fistule et le rétablissement du cours normal de la bile dispensèrent de recourir à cette médication, car ce fut merveille de voir avec quelle rapidité, sous l'influence d'un régime reconstituant, les forces revinrent et l'embonpoint reparut.

Les autres indications consisteront à combattre les complications qui pourraient se déclarer.

Il est une autre particularité de mon observation sur laquelle je crois devoir également attirer l'attention avant de terminer les quelques réflexions que m'a suggérées ce cas de fistule broncho-hépatique , je veux dire la *hernie cicatricielle épigastrique.*

L'existence de faits semblables est excessivement rare et, malgré les recherches auxquelles je me suis livré à ce dernier point de vue, je n'ai pu recueillir qu'un cas analogue qui a été présenté en 1874 à la Société Médicale des hôpitaux de Paris , par un de mes anciens maîtres, M. T. Gallard [1] , médecin de la Pitié.

Dans le cas de M. Gallard, la hernie s'était également montrée au niveau d'une cicatrice consécutive à l'application d'un cautère chez un malade atteint de kyste hydatique du foie , traité par la méthode de Récamier. Voici la description qu'il en donne :

« Si on examine la région stomacale chez cet homme, on trouve que
» la cicatrice sous-xiphoïdienne est gonflée ; la peau est tendue,
» lisse, de couleur violacée. Le doigt porté sur le point culmi-
» nant pénètre dans la cavité abdominale et y refoule quelque
» chose de mou et de mobile, à travers une ouverture ovalaire
» large comme une pièce de 2 francs, à bords durs et presque
» tranchants. En pressant sur la demi-circonférence inférieure,
» on rencontre une petite tumeur solide, arrondie, très mobile,
» semblant adhérer par un pédicule à cette circonférence, et qui
» paraît être un petit appendice épiploïque.

» Quand le malade tousse ou fait un effort, on sent mani-
» festement qu'une portion du tube digestif s'engage par cette
» ouverture et fait hernie au dehors. La tumeur est sonore à la
» percussion [2]. »

---

(1) Kyste hydatique suppuré du foie ; ouverture par la méthode de Récamier ; guérison avec hernie par la cicatrice. — Communication faite à la Société méd. des hôpitaux de Paris , 27 nov. 1874. — *Union médicale* , 3ᵉ série , t. 19, 1875, p. 126.

(2) Ibid . p. 126.

M. Gallard s'est demandé quelle pouvait être la portion du tube
digestif qui faisait ainsi hernie au dehors. Etait-ce l'estomac, était-
ce le côlon transverse ?

A l'autopsie qu'il eut l'occasion de pratiquer un an plus tard,
le malade ayant succombé à une inflammation diffuse du foie, il
constata que la hernie était constituée par une portion du côlon
transverse qui venait s'engager jusque sous la peau. Dans le cas
qui m'est particulier, la sonorité constatée à la percussion et le
gargouillement perçu dans la tumeur me permettent d'affirmer
que la hernie était constituée par une portion du tube digestif,
d'un autre côté en raison de la situation de la cicatrice, je n'hésite
pas à croire que c'était le côlon transverse qui venait faire hernie.
Du reste, ainsi que le fait judicieusement observer mon ancien
maître, ce point de diagnostic ne présente qu'un intérêt secon-
daire, ce qu'il y a d'intéressant, c'est de savoir comment cette
hernie a pu se produire.

L'ouverture des abcès ou des kystes du foie par la méthode de
Récamier ne se pratique que quand on a déterminé, sur un point
plus ou moins étendu, entre le foie et la paroi abdominale des
adhérences destinées à prévenir la chûte du pus ou du liquide
kystique dans la cavité péritonéale. La manière dont les adhérences s'établissent est très variable, et des faits qu'on a pu vérifier
anatomiquement montrent que le caustique agit d'une façon très
inégale. Tantôt il donne lieu à des brides tenaces ainsi que l'ont
observé Hérard, Voisin et Davaine (¹); tantôt au contraire on ne
voit se développer au niveau de l'application du cautère que des
membranes molles et incomplètes, tout à fait incapables de servir
de barrière à la suppuration et de maintenir le foie accolé à la
paroi abdominale (Dolbeau, Leudet) (²).

---

(1) *Dict. encycl. des Sciences méd.* — Foie ; kystes hydatiques, p. 242.
(2) Ibid, même page.

A quelle sorte d'adhérences avons-nous eu affaire dans le cas actuel? Ces adhérences étaient-elles molles et ont-elles cédé d'elles-mêmes au mouvement de rétraction du foie occasionné par l'action du cautère, ou bien, existait-il des adhérences fibreuses qui, pour une cause ou pour une autre, se sont allongées ou détruites, permettant ainsi au foie, devenu libre, d'obéir au mouvement de retrait qui fut constaté quelques jours après l'application du cautère?

Ces deux hypothèses me paraissent également admissibles; mais d'un autre côté la concomitance d'accès d'une toux très forte et persistante, me paraît avoir joué ici un rôle tout particulier et ne suis-je pas autorisé à admettre que des adhérences même solides n'aient pu résister aux efforts de pression latérale exercés presque continuellement par ces quintes de toux et se soient détruites sinon complètement du moins en partie? L'examen de la hernie plaide en faveur de cette hypothèse puisqu'il a été facile de constater à plusieurs reprises, aussi bien à l'état de repos qu'en faisant tousser le malade, que cette cicatrice adhérait profondément dans son 1/4 supéro-externe et qu'elle était mobile sur les parties profondes dans le reste de son étendue.

Pour expliquer la formation anormale de la hernie dans le cas qu'il rapporte, M. Gallard supposait que le kyste était situé sur le bord tranchant du foie, qu'il faisait saillie en avant et au-dessous de ce bord et que les adhérences se seraient établies seulement entre la paroi abdominale et la paroi du kyste. Je ne pense pas devoir interpréter la chose de la même manière chez mon malade et je me crois d'autant plus autorisé à admettre que l'abcès proéminait à la face supérieure du foie que le pus s'est frayé un chemin vers le poumon à travers le diaphragme.

Tout le monde sait que les cicatrices consécutives à l'application des caustiques jouissent de propriétés éminemment rétractiles et se transforment à la longue en un tissu fibreux solide et assez résistant pour lutter contre les efforts, quelque puissants qu'ils soient. Il paraîtrait, au premier abord, que cette propriété de la cicatrice eût dû, dans le cas actuel, s'opposer à la formation de la hernie. Ici encore j'accorde à la toux une influence marquée, et il est facile de comprendre que la paroi abdominale essentiellement affaiblie, à ce niveau, dans sa composition anatomique, par la mortification successive de la peau et des couches musculaires, n'a pu opposer une résistance suffisante, d'une part, à la distension continuelle de l'intestin par les matières alimentaires et les gaz, ainsi que l'admet mon maître, d'autre part aux efforts de cet organe continuellement sollicité à s'échapper par ce point, devenu le *locus minoris resistantiæ*, alors que la cicatrice qui s'était formée n'avait pas encore eu le temps d'acquérir la propriété rétractile du tissu fibreux. Le fait est tout à fait comparable à ce qui se passe après la kélotomie qui est, règle générale, suivie de la récidive de la hernie.

Je dois signaler en terminant la diminution du volume de la hernie depuis que le malade est muni d'un bandage contentif. Celui-ci a pour effet, en s'opposant à la sortie des viscères, de permettre la rétraction du tissu cicatriciel qui constitue l'anneau fibreux de cette hernie anormale, et, vu l'âge de l'enfant, n'est-on pas autorisé, plus que dans les hernies qui se font par les anneaux naturels, à espérer une cure radicale par l'emploi prolongé de ce bandage ?

Lille Imp. L. Danel.

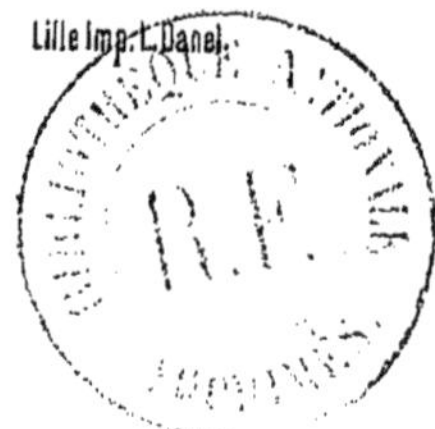

PUBLICATIONS DU **Journal des Sciences médicales :**

Étude sur les modifications apportées par l'organisme animal aux diverses substances albuminoïdes injectées dans les vaisseaux, par MM. J. Béchamp et E. Baltus.

Traitement des kystes synoviaux tendineux par l'ignipuncture, par M. A. Jousset.

Sur la désarticulation de la hanche, par M. D. Domec.

De l'emploi du chloral comme anesthésique chez les enfants, par M. J. Redier.

Des extraits pharmaceutiques. — Considérations critiques sur leur préparation, leur classification, leurs caractères généraux, leurs usages, etc., par M. E. Schmitt.

Zymases et Microzymas, par M. A. Béchamp

Mémoire sur un fœtus dérencéphale (avec *planche*), par M. G. Eustache.

De la mortalité des enfants du premier âge dans la ville de Lille, de ses causes et des moyens d'y remédier, par M. L. Wintrebert.

La chirurgie dite *conservatrice* au lit du malade, par M. D. Domec.

Note sur la pustule maligne en Flandre, par M. F. Guermonprez.

Remarques et observations sur l'anévrysme de l'aorte abdominale (avec *planche*), par M. E. Baltus.

L'opération césarienne aux États-Unis, par M. G. Eustache.

De la nature et des propriétés des albumines de l'hydrocèle, par M. J. Béchamp.

Des pseudo-exanthèmes aigus rhumatismaux, par M. H. Desplats.

Répression légale du suicide. — Proposition de consacrer aux études anatomiques les cadavres des suicidés, par M. J. Jeannel.

Hygiène de la bouche, par M. J. Redier.

Recherches expérimentales sur la valeur thérapeutique des injections intraveineuses de lait, par MM. J. Béchamp et E. Baltus.

Ovariotomie suivie de succès. — Quelques remarques sur les indications de l'opération, par M. G. Eustache.

La syphilis sous le microscope, par M. D. Domec.

Deux opérations césariennes pratiquées à l'hôpital Sainte-Eugénie, par M. A. Vanverts.

La Faculté de médecine et de pharmacie de l'Université catholique de Lille. — Historique des difficultés qui précédèrent sa fondation.

Applications de l'électricité au diagnostic et au traitement des maladies, par M. H. Desplats.

Le *Journal des Sciences médicales de Lille* paraît depuis novembre 1878, le 1er de chaque mois, par numéros de 72 pages au moins, et forme chaque année un fort volume de 900 pages environ, avec planches et figures intercalées dans le texte lorsque les sujets l'exigent.

Tout ce qui concerne la rédaction et l'administration du journal doit être adressé franco à M. le Dr Augier, secrétaire de la rédaction, au Bureau du Journal, rue de la Barre, 70, à Lille.

Les ouvrages dont il sera adressé deux exemplaires au Secrétaire de la rédaction seront annoncés et analysés s'il y a lieu.

Prix de l'abonnement annuel :

France.......................... 16 fr.
Union postale (pays d'Europe) 17
    Id.   (pays d'outre mer) 18

L'abonnement part du 1er janvier.